DU REFROIDISSEMENT

DANS

LA PATHOGÉNIE DE LA PNEUMONIE

PAR

Le Dr LAGOUT, d'Aigueperse

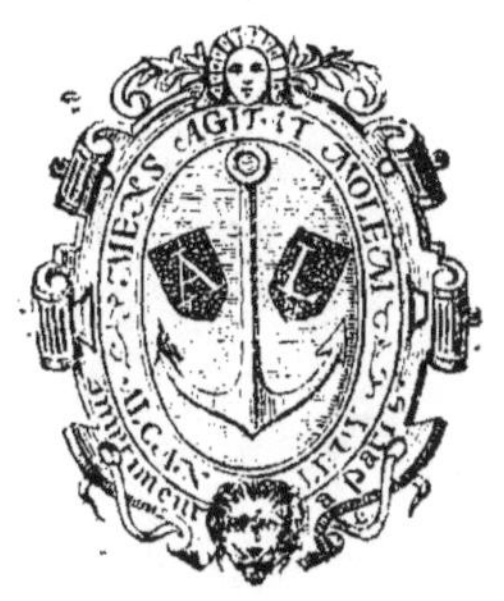

PARIS
ALCAN-LÉVY, IMPRIMEUR BREVETÉ
61, RUE LAFAYETTE, ET 18, PASSAGE DES DEUX-SŒURS

1886

DU REFROIDISSEMENT

DANS

LA PATHOGÉNIE DE LA PNEUMONIE

Paris. — Imprimerie Alcan-Lévy, 18, passage des Deux-Sœurs

DU REFROIDISSEMENT

DANS

LA PATHOGÉNIE DE LA PNEUMONIE

PAR

Le Dr LAGOUT, d'Aigueperse

PARIS

ALCAN-LÉVY, IMPRIMEUR BREVETÉ

61, RUE LAFAYETTE, ET 18, PASSAGE DES DEUX-SŒURS

1886

DU REFROIDISSEMENT

DANS LA PATHOGÉNIE DE LA PNEUMONIE

Par le Dr LAGOUT, d'Aigueperse

Je considère comme une grave et fatale erreur clinique, d'admettre une *unicité infectieuse* dans la pneumonie, comme Jürgensen le proclame à Berlin; ou une protopathie organique, comme notre école de Paris nous l'a enseigné longtemps; ou une fièvre à localisation pulmonaire, comme l'école de Montpellier l'enseigne encore.

Le poumon est un organe important de l'économie, sur lequel peut s'implanter un principe morbide quelconque qui en provoquera l'inflammation, laquelle dépendra dans son intensité, dans son évolution, dans sa terminaison, de la nature plus ou moins nocive ou toxique (selon l'expression du professeur Bouchard à l'ouverture de son cours de pathologie générale) de l'élément morbide qui lui a donné naissance.

Cette idée mère de la spécificité du principe morbide, je l'ai puisée dans le chapitre de la spécificité de *Trousseau* (clinique de l'Hôtel-Dieu de Paris); elle a servi de base à toutes mes observations cliniques.

Gubler m'a guidé depuis dans cette même voie, par son Mémoire sur l'herpès guttural, en recherchant l'unité du principe morbide, unité comparable, dit-il à juste titre, à l'espèce botanique.

Enfin, Noël Guéneau de Mussy confirme cette spécificité dans son Mémoire sur la coqueluche, où il ne craint pas de traiter de *banale* la dénomination d'inflammation des muqueuses que l'on donne à toutes, indépendamment du principe morbide spécifique qui en est la cause.

C'est donc, en un mot, la recherche et l'étude clinique de l'élément morbide qui m'occupe, lorsque je suis en présence d'une pneumonie ; l'expression *fluxion de poitrine* ne me satisfait pas plus que celle de *fluxion de la peau*, appliquée aux nombreuses affections spécifiques de cet organe, si bien différenciées les unes des autres.

Gubler nous dit : « Mais il reste, à mon avis, un dernier pas « à faire dans la voie du progrès, c'est d'accorder à l'étiologie « toute l'importance qu'elle mérite....... Pour justifier mon « assertion, je me contenterai de faire remarquer que le « même organe peut être atteint d'altérations semblables « dans le cours des affections les plus opposées par leur « nature, et que des organes nombreux peuvent être lésés « simultanément par le fait d'une maladie unique. »

Comme application directe de ces principes au sujet qui m'occupe, la *pneumonie*, je dirai que l'herpès, l'érysipèle, le rhumatisme, la rougeole, l'élément catarrhal, paludéen, etc., les plus opposés par leur nature, peuvent occasionner des altérations semblables au poumon ; et que l'herpès, l'érysipèle, la rougeole, etc., etc., peuvent léser la peau, la gorge, les bronches, le poumon, etc.

Pour entrer dans la voie du progrès indiquée par Gubler, il ne suffit pas de la montrer, il faut encore en étudier la topographie, les éléments qui la composent, de manière à être sûr de la solidité de son terrain.

C'est par l'étude de chacun de ces éléments morbides que l'on peut atteindre ce but ; celle de l'herpès, que je considère comme parachevée, nous en fournit l'exemple.

§ I

C'est ici que le *refroidissement* acquiert une valeur intrinsèque, spécifique, dans la genèse du principe morbide herpès qui, au nombre des organes qu'il peut léser, compte le poumon.

Ce refroidissement n'est pas le fait d'un abaissement de la température, alors que l'individu se trouve en harmonie avec le milieu dans lequel il se trouve ; c'est, au contraire, un refroidissement très manifestement ressenti par un sujet qui a surexcité sa chaleur animale par un exercice violent et exceptionnel, le milieu ambiant restant le même ; ainsi, dans une de mes observations, c'est un cultivateur se livrant à un travail actif, dans sa cave, et s'y reposant après s'y être mis en sueur.

Dans une autre, c'est un enfant de trois ans sautant et gambadant au soleil, qui, rouge et tout en sueur, rentre immédiatement se mettre à table dans une salle à manger fraîche du rez-de-chaussée. Dans une troisième, c'est un cultivateur, la chemise toute humide de son travail, se reposant sur le bord de son champ pour y prendre son repas, et faire ensuite son sommeil habituel, etc., etc.

Telle est, en résumé, l'action directe du refroidissement sur la *formation* dans l'économie du germe herpès. Il est bien entendu que la variété du genre herpès qui se forme sous cette influence, est la variété herpès labialis de Bateman, herpès facialis d'Hebra, herpès fébrile de Hardy, et non pas la variété zona ; et c'est par erreur que Gibert, dans son *Traité des maladies de la peau*, croit pouvoir attribuer la formation du zona à la suppression de la transpiration produite par l'impression du froid sur le corps échauffé. Pour moi, j'ai *toujours* noté cette cause dans la première variété, et *jamais* dans la seconde.

Ce principe morbide herpès, une fois *formé* au sein de l'économie, exclut l'idée de la *transmission* ; ce dernier phénomène appartient à la contagion ; or, depuis plus de vingt ans que mon attention est fixée sur ce sujet, je n'ai pas noté un seul exemple de contagion de cet élément morbide ; il n'a donc rien d'infectieux en principe.

Il n'en est pas moins soumis à la loi d'évolution de toutes les fièvres éruptives, il a sa *période d'incubation*.

La durée de cette période est de 48 heures environ, pendant laquelle le malade n'a pas conscience de son état morbide.

A celle-là succède la période *d'élimination*, elle s'annonce par un *frisson* intense.

Ce phénomène est loin d'être exclusif à l'herpès, il est commun à l'élimination de bien d'autres produits morbides incubés, notamment la variole, l'érysipèle, l'élément palustre, etc. Si nous avons une notion exacte de *l'introduction* de la variole par contagion ou inoculation, elle nous enseigne que la période d'incubation est de huit jours environ, et si nous constatons ce frisson chez un sujet qui a été en contact avec un varioleux, ou qui a été inoculé (Bousquet, *Traité de la vaccine*), nous serons complètement éclairés sur le diagnostic du produit morbide à éliminer; mais si nous avons à observer le premier sujet chez lequel cet élément morbide se forme, nous ne savons absolument rien des conditions de sa genèse. Il en est également de même de l'érysipèle, et pour sa formation et pour sa période d'incubation; et si nous connaissons les conditions marécageuses du milieu où l'élément paludéen se développe, nous n'avons aucune notion du moment de l'intoxication de l'économie.

Il n'en est pas moins vrai que le *frisson* ne marque pas le début de l'état morbide, et si nous ne voyons le malade que très rarement à ce moment et postérieurement presque toujours, nous devons porter nos investigations plus antérieurement pour discerner, dans l'état actuel de nos connaissances, quel est le produit morbide qui met en action l'économie tout entière pour s'en débarrasser; et lorsque nous aurons été renseigné sur un refroidissement ayant précédé de 48 heures ce frisson, nous aurons, par l'herpès, dégagé un inconnu.

La fièvre très intense, pendant cette période d'élimination de l'herpès, s'accompagne exactement des mêmes phénomènes que l'on observe habituellement dans la variole, c'est-à-dire la céphalalgie et le lumbago, caractères plus que suffisants pour différencier les deux variétés herpès et zona.

Cette fièvre d'élimination est la même pour tous les produits morbides à éliminer, elle n'a rien de spécifique, c'est une force, une puissance inhérente à l'économie, qui varie naturellement d'intensité selon le degré de nocuité et de résistance de l'élément morbide à éliminer, qui même peut succomber à la tâche conservatrice qui lui est dévolue, en raison de la surabondance du produit morbide à éliminer, ou de sa nature infectieuse.

Pendant cette fièvre d'élimination, ce produit morbide peut *prématurément* faire éruption sur une membrane muqueuse : la rougeole aux bronches, la scarlatine à la gorge; de même l'herpès peut se manifester aux amygdales et constituer l'angine herpétique; c'est donc un caractère commun inhérent à plusieurs principes morbides.

Mais le caractère vraiment original et spécifique de l'herpès, c'est, pendant cette période d'élimination, de faire éruption prématurée au poumon, d'y constituer une des pneumonies les plus franches, les plus légitimes que nous puissions observer, sans modifier en rien sa loi d'évolution qui doit se terminer aux lèvres. L'élément catarrhal, érysipélateux ou rhumatismal pourra compléter son évolution au poumon où l'élément morbide se sera fixé d'emblée; c'est ce qui constitue la difficulté clinique de distraire ces pneumonies du cadre des pneumonies dites légitimes, pour les ranger dans celui des espèces morbides auxquelles elles appartiennent : difficulté que nous ne pouvons vaincre que par l'étude clinique de ces éléments morbides.

Nous pouvons donc, comme première conclusion, éclairer d'une certaine lumière cette question, si controversée d'ailleurs, de l'influence du refroidissement dans la pathogénie de la pneumonie, en disant : le refroidissement dans des conditions de suréchauffement est bien légitimement cause de l'espèce : *Pneumonie herpétique.*

Ce n'est pas directement que nous arrivons à cette conclusion, le refroidissement est la cause de l'herpès, voilà qui est acquis; il ne le sera de la pneumonie, logiquement, qu'autant que, dans son évolution, l'herpès fera étape au poumon.

Nous pouvons encore, comme déduction, ne plus considérer l'herpès comme épiphénomène.... de la pneumonie entre autres, puisque la clinique nous montre que la pneumonie est plutôt épiphénomène dans l'évolution de l'herpès.

§ II

Au nombre de ces pneumonies spécifiques se trouvent celles qui dépendent de l'érysipèle.

Sous l'influence d'une constitution médicale spéciale, ce principe morbide peut prendre un caractère *malin* et imprimer naturellement à la pneumonie cette physionomie de mauvais augure; Bonnemaison, de Toulouse, a présenté, sous le titre de *Pneumonies malignes*, un intéressant travail à la Société médicale des hôpitaux de Paris; c'est bien au principe morbide érysipèle qu'il attribue justement la pathogénie des pneumonies qu'il observe, et il en déduit cette conséquence que les pneumonies des vieillards et la pneumonie adynamique des adultes doivent être attribuées à cet élément morbide.

Une réflexion me sera bien permise à ce sujet : l'érysipèle *malin* ayant été observé au poumon, nous devons en déduire qu'à plus forte raison il peut s'y implanter à l'état *bénin*, y constituer alors une pneumonie aux franches allures, et que tous nos efforts doivent tendre à en déterminer le diagnostic.

Les quelques notions que j'ai pu acquérir sur ce sujet, dans mes observations de province, me serviront de réponse à l'appel du professeur Verneuil.

Et d'abord, le refroidissement *spécial* que j'ai constaté dans la *formation* de l'herpès ne se retrouve pas dans celle de l'érysipèle; le frisson magistral, qui indique le début de son élimination, n'a pas été précédé d'un refroidissement 48 heures avant; voici déjà une notion différentielle, qui est commune aux autres pneumonies franches, rhumatismales et catarrhales.

Je ne veux pas dire qu'un certain refroidissement ne puisse avoir de l'influence sur la *formation* du germe érysipèle; les auteurs ont signalé une fenêtre ouverte pendant le pansement d'une plaie, un courant d'air atteignant ou un blessé dans son lit, ou un sujet porteur de quelque lésion cutanée; mais cette action nocive ne peut s'affirmer à un moment assez caractérisé pour en déduire la notion de la formation et de la période d'incubation de l'érysipèle; aussi le professeur Le Fort a-t-il pu dire à l'Académie de médecine que l'on ne connaissait ni la cause de l'érysipèle, ni les conditions dans lesquelles il se formait. Toujours est-il que l'érysipèle se manifeste le plus ordinairement chez des sujets porteurs de quelque lésion cutanée ou muqueuse.

Formation ou *transmission* du germe morbide, tel est le problème pathogénique à résoudre. Que ce soit à la face, au poumon ou ailleurs que se montre l'éruption, elle aura toujours été précédée, comme dans toutes les fièvres éruptives, d'une période d'incubation.

De deux choses l'une, ou le germe morbide *se forme* sous l'influence d'une action nocive de l'air ambiant au contact d'une plaie, ou la *transmission* de ce germe s'opère par contage avec cette même plaie; la preuve de ce fait se trouve dans la pratique de nos chirurgiens des hôpitaux, qui ont rivalisé de zèle pour soustraire les plaies à l'action du contagium ou de l'infection, et d'éloquence pour en proclamer l'heureux résultat à l'Académie de médecine.

Dans ma circonscription médicale, y compris mes deux hospices d'Aigueperse et d'Effiat, je n'ai pas souvenance de l'érysipèle comme complication d'une opération chirurgicale ou de plaies par traumatisme; je ne pourrais pas en dire autant du tétanos; et cependant je ne me suis cru obligé à aucune de ces précautions contre la contagion ou l'infection dont la pratique ne me fournit pas d'exemple; j'en suis encore au temps d'Ambroise Paré: « Je le pançay, Dieu le guarit. »

Comme pour les érysipèles chirurgicaux, ceux qui se manifestent extérieurement ou sur les organes internes ne me présentent à constater que des conditions de *formation* qui me sont encore inconnues; ceux-là même qui prennent un caractère malin, infectieux, pour le sujet qui en est atteint, restent, à l'état sporadique, indemnes de toute contagion. Pour trouver une exception à cette règle, il faut que le principe morbide érysipèle se transmette à un sujet dont le terrain aura été préparé exceptionnellement pour le recevoir; c'est le cas des femmes en couches; j'en dirai quelques mots au paragraphe suivant.

Les conditions de lésions de la peau ou des muqueuses favorisent la formation, ou présentent au produit morbide incubé un lieu d'élection favorable pour l'éruption. C'est ce que nous observons le plus habituellement; ainsi, le dernier érysipèle de la face que j'observais avait débuté par une oreille chez un sujet atteint d'un eczéma chronique de cet organe. De même, la dernière pneumonie franche que j'attribuais à l'érysipèle, s'était manifestée chez un cultivateur qui était atteint d'un catarrhe bronchique accidentel depuis plus de quinze jours.

En résumé, l'érysipèle contribue pour une large part à la détermination d'une de ces espèces de pneumonies que l'on désigne sous le nom de franches, légitimes.

Leur diagnostic aurait d'autant plus d'importance que le pronostic qui en découle est un de ceux qui présentent le plus de gravité, par la tendance de l'érysipèle à occasionner le phlegmon ou l'hépatisation grise.

Le résultat de mes observations, au sujet du refroidissement, me semble contribuer à favoriser ce diagnostic.

Mais un élément bien autrement démonstratif serait la réalisation de cette promesse de la doctrine microbienne, qui est sur la trace de la découverte du microbe spécifique de l'érysipèle; je l'attends et l'appelle de tous mes vœux.

Cette doctrine est en pleine vigueur, s'implante très facilement en Europe, ses rameaux ont une végétation luxuriante, et n'ont besoin que de se mettre à fruit.

§ III

La femme, pendant la période de parturition, nous présente des dispositions singulières et exceptionnelles à la *for-*

mation ou à la *réceptivité* de certains principes morbides spécifiques ; ils constituent, chez elle, des états pathologiques, dont l'étude spéciale s'est faite sous l'influence de la doctrine organicienne (métro-péritonite), ou sous celle de la doctrine de Montpellier (fièvre puerpérale).

L'observation clinique m'a conduit à quelques considérations générales, au sujet de l'herpès et de l'érysipèle qui nous occupent actuellement, envisagés au point de vue de l'étude clinique de ces deux principes morbides.

Si l'herpès fébrile m'a toujours fourni la preuve de sa formation par le refroidissement dans l'état physiologique ordinaire, il n'en est plus de même chez la femme parturiante.

Dans ces conditions, le germe herpès se forme sous l'influence de la modification profonde imprimée aux fonctions physiologiques de la femme.

Nous devons bien admettre une prédisposition spéciale, car toutes les femmes en couches n'ont que très exceptionnellement l'herpès ; de même que tous les sujets qui subissent le refroidissement pathogénique de l'herpès, n'en sont pas atteints. S'il est vrai de dire que l'herpès se forme par un refroidissement, la réciproque serait une monstrueuse exagération clinique.

Ainsi, l'élément pathogène de l'herpès est le refroidissement *ou* la période de parturition chez la femme.

Si je n'ai pas d'exemple de *transmission* de l'érysipèle, dans les conditions de salubrité et d'isolement de nos campagnes, pour les sujets à l'état normal, il n'en est pas de même chez les femmes en couches ; cette situation constitue, chez elles, une aptitude de réceptivité constatée aussi bien dans les hospices de maternité que dans nos villages.

A ce sujet, je trouve l'application de cette loi de Gubler, de Trousseau et de Noël Guéneau de Mussy, que le même organe peut être atteint d'altérations semblables dans le cours des affections les plus opposées par leur nature ; comme le poumon, les organes génitaux de la femme ne s'enflamment que sous l'influence d'un principe morbide spécifique ; et je puis affirmer, avec tous les observateurs, que l'érysipèle est un de ces agents morbides dont l'évolution, dans ces conditions, entraîne les conséquences les plus désastreuses; je dois ajouter qu'il n'est pas le seul, et que mon observation personnelle m'a conduit à attribuer les mêmes conséquences à deux autres éléments morbides, la rougeole et la miliaire; et, sous réserves d'autres éléments, bien capables aussi de fournir leur contingent à la production de cette affection, tout aussi improprement désignée sous le nom de l'organe qui lui sert de support, que pour le poumon.

L'élément miliaire *se forme*, à l'égal de l'herpès, chez les femmes en couches; je n'ai pas d'exemple de sa transmission par contagion.

Il n'en est pas de même de la rougeole, et j'ai communiqué à notre Société de médecine de Gannat, une observation, prise en rase campagne, d'une jeune femme succombant aux accidents puerpéraux, sous l'influence d'une infection rubéolique, contractée au chevet du lit de son premier enfant qui venait d'être atteint de cette fièvre éruptive.

Je ne connaissais pas d'observations analogues dans notre littérature médicale, lorsque, quelques mois après ma communication, un de mes confrères attira mon attention sur un article nécrologique d'un journal politique quotidien; il s'agissait de la mort d'une jeune femme d'un des rédacteurs, qui avait succombée à une métro-péritonite, et cependant, lisait-on dans l'article, cette jeune femme venait de prodiguer les soins les plus assidus à son premier-né atteint de la rougeole.

Ce qui m'engage à demander au professeur agrégé A. Ollivier, d'étendre les mesures prophylactiques, qu'il propose si justement contre l'extension de la rougeole, aux femmes à terme de leur grossesse surtout.

Pour l'érysipèle, cette prophylaxie isolante est entrée depuis longtemps dans le domaine pratique, et les accoucheurs mêmes redoublaient de soins hygiéniques et désinfectants pour ne pas servir de véhicule à l'élément contagieux. Si donc, en province, nous assistons à la *formation* spontanée de l'érysipèle, dans la très grande majorité des cas, nous constatons néanmoins la *transmission* de ce principe morbide en face d'un terrain exceptionnellement bien préparé par l'accouchement.

Une dernière réflexion m'est suggérée par l'observation d'un fait, assez rare, je crois, pour être rapporté : Une femme de village, à terme d'une grossesse bien normale, est atteinte d'un érysipèle de la face, parfaitement régulier et dans sa *formation*, et dans son évolution ; cette femme accoucha vers le huitième jour de l'évolution de son exanthème, vers la fin de la période de l'élimination de son principe morbide incubé. La sage-femme me fait appeler en face d'un défaut de rétraction de la matrice, qui lui fait supposer un jumeau ; le toucher vaginal m'affirme le contraire ; il n'existe aucune perte d'aucune nature, et je quitte la malade avec la seule préoccupation de surveiller le contage érysipélateux chez l'accouchée elle-même, alors qu'il me semblerait si dangereux pour elle, chez quelqu'un des siens.

Au bout de 36 à 48 heures, l'évolution de l'érysipèle était complètement terminée par la défervescence ; la matrice, à ce moment, commençait son mouvement de retraction, les lochies commençaient à fluer ; la mère et l'enfant ne laissaient rien à désirer.

Cette observation nous fournit bien la preuve que les conditions de réceptivité si manifeste des parturiantes pour l'érysipèle, se trouvent stérilisées par l'épuisement du terrain organique à fertiliser ce même germe contage ; c'est une consécration de la loi thérapeutique des inoculations préventives ; laquelle loi doit tenir compte, dans son application, de l'aptitude de ce même terrain à fertiliser un même germe après être resté en *jachères* un temps plus ou moins long, selon la spécificité de l'espèce morbide ; c'est ce qui constitue l'étude de la récidive dans l'histoire des fièvres éruptives

En conclusion :

L'herpès est le *seul* élément morbide qui se *forme* sous l'influence du *refroidissement* spécifié dans ce Mémoire. Il sera donc la cause directe des pneumonies spécifiques ressortissant à ce principe morbide.

La proportion relative de ces pneumonies variera selon les conditions de la *constitution médicale* où se trouvera placé chaque observateur; c'est ce qui explique parfaitement la différence proportionnelle des résultats obtenus par chacun d'eux.

Que ce soit herpès, érysipèle, rhumatisme, goutte, diphthérie, rougeole, miliaire, élément catarrhal, paludéen, etc., etc., qui dans leurs évolutions s'implantent au poumon, au cœur, aux organes génitaux de la femme parturiante, etc., etc., ce sera toujours la nature du principe morbide, son évolution, son étude clinique, en un mot, qui primera dans les déductions prophylactiques ou thérapeutiques à en déduire; tout en tenant compte, bien entendu, de l'importance de l'organe qui sert de support à ces principes morbides.

§ IV

L'autorité qui s'attache à la position d'un professeur de clinique à la faculté de médecine de Paris, doit légitimer l'examen et la discussion des idées doctrinales qu'il professe, au sujet de la maladie que nous observons le plus communément en province, la *pneumonie*.

Placé dans des conditions éminemment avantageuses, sous le rapport de l'isolement des malades, de la salubrité, du milieu où ils se trouvent; exempt de ces contages infectieux de toute espèce, qui vicient les hôpitaux des grands centres de population, le médecin de campagne acquiert bien quelque droit à énoncer les idées synthétiques qu'il a pu se former dans l'étude de cette maladie; je dirai même plus, sa conscience médicale lui en impose le devoir.

Le numéro du 9 juin 1885 de l'*Union médicale* contient une leçon clinique du professeur G. Sée, intitulée : *De la nature parasitaire de la pneumonie*. Nous lisons : « La démonstra-

« tion du microphyte pneumonique peut être considérée « aujourd'hui comme faite, et je n'hésite pas maintenant à « regarder la pneumonie *fibrineuse*, qu'elle s'accompagne ou « non de phénomènes infectieux ou typhoïdes, comme une «maladie essentiellement et constamment parasitaire. »

Et d'abord, la question primordiale à élucider, est celle de savoir ce que l'on doit entendre par la dénomination de pneumonie fibrineuse, franche, légitime, avant de travailler à rechercher sa *nature*. Que nous dit l'observation clinique à ce sujet? quelle déduction doctrinale pouvons-nous en tirer?

Il y a plus de vingt ans, le professeur Parrot et moi, sommes arrivés, conjointement et séparément, à une même conclusion au sujet des pneumonies dites franches, fibrineuses; à savoir que l'herpès, dans son évolution régulière, pouvait s'implanter au poumon, et constituer une de ces pneumonies, comprises jusqu'alors sous cette dénomination, bien justifiée, du reste, par la franchise de son allure; qu'aucun doute ne peut exister à cet égard, puisque Grisolle, auquel G. Sée reconnait toute autorité en fait de pneumonie, relève dans ses observations bon nombre d'herpès labiaux qu'il a notés dans sa statistique des pneumonies franches, pour en tirer une conclusion relative à leur résolution; donc, cet auteur si compétent, comprenait la pneumonie herpétique dans le cadre des pneumonies franches.

A un autre point de vue le professeur Hardy ne considère l'herpès, qu'il rencontrera dans le cours de cette pneumonie spécifique, qu'en qualité d'épiphénomène de la pneumonie franche.

Après le professeur Parrot et moi, l'agrégé Ch. Fernet a généralisé beaucoup trop, à mon sens, la spécificité de la pneumonie herpétique, en considérant l'herpès comme cause de toutes les pneumonies franches aiguës. Ce qui pour nous n'est qu'une espèce, est admis par lui comme élément pathogénique de toutes les pneumonies franches; et de plus, il attribue à la variété zona, ce que l'observation clinique ne nous permet d'attribuer qu'à l'herpès fébrile.

Avec l'exemple de l'herpès au poumon, constituant une franche pneumonie, il était logique d'admettre que d'autres éléments morbides pouvaient, dans leur évolution régulière, occasionner aussi des pneumonies franches; guidé par mes observations rurales, par les quelques ressources que peut se procurer le médecin de campagne, en fait de littérature médicale, j'ai pu néanmoins trouver assez de documents pour m'édifier à ce sujet.

J'estime que tout ce que nous connaissons, à peu près, en fait d'éléments morbides spécifiques, a été observé au poumon; dans la classe de ces éléments évoluant sous forme éruptive, nous avons : la rougeole, la scarlatine, la variole, l'herpès, la grippe, la coqueluche, la diphthérie, la miliaire, la dothiénentérie, l'érysipèle, l'élément catarrhal ou érythémateux, le miasme paludéen ; et parmi ceux qui évoluent sous forme diathésique, nous avons : le rhumatisme, la goutte, la tuberculose, la syphilis.

Il n'est pas un seul de ces principes morbides spécifiques dont la constatation au poumon n'ait été formellement observée par les auteurs; c'est un fait que je me borne à signaler ici, ne pouvant entreprendre ni l'étude de chacun de ces éléments, avec leur manifestation rapide ou lente, ni discuter les doctrines médicales, qui faisaient envisager la lésion phlegmasique de l'organe comme *protopathique* et inhérente à l'organe lui-même, ou comme une *fièvre* à localisation, ou une synoque *accompagnée*, ou une fièvre rémittente plus ou moins pernicieuse, ou une phlegmasie spécifique parasitaire, etc., etc. L'observation clinique nous conduit donc à reconnaître, dans la phlegmasie pulmonaire, une *multiplicité* de causes pathogéniques.

Cette *multiplicité* constitue la doctrine médicale des Bretonneau, Trousseau, Gübler et autres, qui, par sa simple énonciation, se trouve en contradiction formelle avec l'*unicité* de la doctrine organicienne de la clinique de la Charité, et avec l'*unicité infectieuse* de la clinique de l'Hôtel-Dieu et de Jurgensen à Berlin.

Le terrain de la discussion est assez nettement établi pour que nous puissions l'entreprendre, sous l'influence des aspirations les plus légitimes, que nous trouvons formulées dans les plus récentes publications.

Ainsi, dans les quelques lignes qui précèdent la leçon d'ouverture du cours de pathologie et de thérapeutique générale du professeur Bouchard, je lis dans l'*Union médicale* du 4 avril 1885 : « Tiraillés entre des doctrines contraires, mis « en présence de faits en apparence contradictoires, beau- « coup d'étudiants et de jeunes médecins ne savent comment « coordonner les connaissances qui leur sont enseignées « dans les différentes branches de la médecine : jamais le « besoin d'une systématisation dogmatique des conquêtes « réalisées par l'expérimentation et la clinique n'a été plus « nécessaire. »

Nous avons effectivement la preuve de ces tiraillements par les deux professeurs qui occupent les deux chaires de la Clinique médicale, au sujet de la pneumonie ; le *but*, c'est de les faire cesser ; le *moyen* qui me semble le plus apte pour l'atteindre, c'est la doctrine de la *spécificité* des principes morbides.

La formule de la doctrine se trouve dans le chapitre de la *Spécificité*, de Trousseau. Il dit : « Il faut considérer, dans « toute maladie, un élément commun que l'on pourrait « appeler l'élément physiologique, l'irritation, l'inflamma- « tion, etc. ; un élément que l'on pourrait appeler l'élément « nosologique, imprimant au premier et à la maladie tout « entière un caractère particulier, lui assignant une origine « unique, un principe spécial, une nature plus ou moins bien « déterminée, et constituant, en un mot, l'espèce morbide. »

Lorsque l'on est guidé par une doctrine aussi bien définie, l'esprit du praticien n'est pas *tiraillé* le moins du monde pour l'interprétation des faits qu'il observe ; je ne veux pas dire qu'il obtiendra satisfaction immédiate de sa recherche de la cause spécifique, bien loin de là ; c'est une étude d'autant plus délicate, que la tradition médicale ne nous l'a pas imposée ; ainsi, pour la pneumonie, notre école organicienne nous enseigne de nous satisfaire des moyens si bien définis par Laennec pour l'appréciation de l'organe altéré, sans s'inquiéter de savoir si de *semblables altérations ne peuvent pas être le résultat d'affections les plus opposées par leur nature* (Gübler). Ne considérant que l'organe sous l'influence de l'inflammation, la simple dénomination de *franche* suffit à une classification qui n'est assise que sur l'évolution de cette inflammation elle-même; et si l'herpès, par exemple, vient à se dévoiler, on le traite d'épiphénomène d'une pneumonie franche.

Le professeur Lasègue, par son traité des angines, nous donne cependant l'exemple de l'application de la doctrine de la spécificité aux organes tonsillaires; et, quoique aidé par l'inspection directe de l'organe, il a déployé dans ce travail toute la sagacité clinique qui le distinguait. L'on trouve dans ce traité, si savamment conçu, l'étude des spécificités morbides pouvant évoluer à la gorge; les spécificités éruptives, érysipélateuses, rhumatismales, catarrhales, etc., etc. Mais, dans sa classification, vous ne trouverez pas trace de l'*angine franche;* c'est dire que, pour cet éminent clinicien, elle n'existe pas comme identité, et que la *franchise* de l'angine n'est que la manière d'évoluer de telle ou telle espèce spécifique.

C'est l'exemple le plus exact de l'application de la doctrine des Bretonneau, Trousseau, Gübler, etc.; exemple qui nous montre que nous ne pouvons pas avoir de meilleur guide dans l'étude des pneumonies.

Et même, pour cette étude, nous ne pouvons pas trouver un meilleur cadre que celui du traité des angines de Lasègue. Un traité *des pneumonies* serait le pendant de cet ouvrage, indiscutable dans sa doctrine. Et, malgré mon insuffisance, je l'ai mis en chantier, sous l'inspiration d'une lacune à combler.

Le professeur de la Charité, Hardy, est bien dans son rôle, en conservant la tradition doctrinale-organicienne de l'École de Paris; sa mission est de la transmettre telle, jusqu'à ce que le progrès scientifique ait imprimé à la doctrine une modification plus ou moins radicale; sa responsabilité à l'égard de sa haute situation officielle, l'oblige à un contrôle sévère, et légitime bien la discussion à laquelle il s'est livré dans sa leçon sur la pneumonie.

Le professeur de l'Hôtel-Dieu, G. Sée, rompant la tradition, au sujet de la pathogénie de cette maladie, je ne dirai pas *propose*, mais *impose* la doctrine parasitaire à la genèse de la pneumonie : « C'est le microbe, trouvé, isolé, cultivé et inoculé ». A la charité, c'est le type des inflammations locales franches.

Les deux professeurs sont d'accord pour une maladie *locale* du poumon, rejettent l'idée d'une maladie générale à localisation pulmonaire.

Mais G. Sée admet une *spécificité* pour cette inflammation de l'organe, en faisant de la pneumonie lobaire une phlegmasie *spécifique;* or, dit-il, substituant à cette épithète celle de parasitaire, est-ce faire autre chose que de préciser le sens du mot *spécificité?*

Le professeur croit-il avoir précisé le sens du mot *spécificité* en lui substituant celui de parasitaire? Mais il me semble que non seulement ce n'est pas le préciser, mais c'est le *détourner* de son véritable sens.

La *spécificité* est le caractère qui distingue les éléments morbides les uns des autres, la *multiplicité* de ces éléments est leur expression clinique, fondamentale; la *spontanéité* est la condition de leur formation au sein de l'économie.

Le parasite, doué de vie, se reproduit par lui-même selon le mode afférent à la reproduction de son espèce; ce seul caractère différentiel entre un élément vivant, et un autre qui ne l'est pas, suffit, il me semble, pour reserver aux deux mots *spécificité* et *parasitaire* le sens qui appartient à chacun d'eux.

La spécificité morbide constitue la maladie, et si, dans leurs investigations anatomo-pathologiques, les micrographes y rencontrent un microbe spécial, ce sera un caractère diagnostique précieux à ajouter à ceux dont nous disposons actuellement, pour affirmer cette spécificité: mais ce desideratum d'un parasite spécial et défini pour chaque spécificité morbide, est encore trop loin d'être satisfait, pour que G. Sée puisse préciser le sens du mot spécificité par celui de parasitaire.

D'un autre côté, l'acare est un parasite qui se glisse sous notre épiderme chaque fois qu'il en trouve l'occasion: il ne peut rien préciser du tout, en fait de spécificité morbide, puisqu'il vit et se multiplie en dehors de toute maladie, et ne constitue, pour l'économie, qu'un hôte incommode dont on se débarrasse facilement.

Laissons donc aux mots spécificité et parasitaire leur signification propre.

La pneumonie est une maladie essentiellement et constamment parasitaire, nous dit le professeur de l'Hôtel-Dieu. Elle est donc essentiellement et constamment *spécifique*; à ce poin de vue, je suis complètement de son avis, avec les Trousseau, Gübler, et autres. Seulement la spécificité morbide est complètement indépendante de l'organe sur lequel elle se fixera. Rappelons-nous les paroles de Gübler : *que le même organe peut être atteint d'altérations semblables dans le cours des affections les plus opposées par leur nature...*

En disant *pneumonie* parasitaire ou spécifique, G. Sée ne fait que désigner l'organe, le poumon, phlegmasié; il ne s'inquiète pas du principe morbide spécifique qui, pour Trousseau, en est *l'élément nosologique.*

C'est ici que se creuse l'abîme infranchissable qui sépare les deux doctrines parasitaires et spécifiques. La première nous dit : La phlegmasie pulmonaire est une maladie locale, spécifiée par un microbe *unique* que l'on respire où il se trouve.

La seconde nous dit : La phlegmasie pulmonaire est une maladie générale, incitée par un des *multiples* éléments morbides qui évoluent ou se fixent au poumon.

Cherchons dans la pathogénie, les symptômes, la marche, la thérapeutique de la pneumonie, les preuves qui militent en faveur de telle ou telle doctrine.

Pour la pathogénie de la doctrine parasitaire, elle est bien simple; G. Sée nous dit : L'individu sain, bien portant, respire le microbe où il se trouve; c'est d'un fatalisme musulman absolu, qui enlèvera aux élèves du professeur toute disposition à la recherche de l'élément nosologique.

De plus, ce microbe pathogène anéantit du même coup la *spontanéité*, généralement admise dans la formation des éléments morbides, et n'admet plus, par conséquent, les investigations dirigées dans le but de déterminer les conditions favorables à cette spontanéité. Et précisément, l'idée inspiratrice de cette publication a été de déterminer les conditions spéciales d'un refroidissement dans la genèse du principe morbide spécifique herpès.

Dans sa leçon d'ouverture, le professeur Peter nous dit : « Il ne faut pas dire bacille de la syphilis, de la lèpre, de la « tuberculose, mais bacille de syphilitique, du lépreux, du « tuberculeux; et ce n'est pas là un simple jeu de mots; le « bacille, corps solide, peut, s'il vient d'un individu syphili- « tique, donner la syphilis, parce qu'il porte avec lui l'élément « virulent qui fait la syphilis; ainsi, pour la lèpre et la tuber- « culose. Nous voilà à cent lieues du parasitisme! Le bacille « peut nous infecter, s'il vient d'un corps infectant; il n'est « pas infectant en soi ».

Le Dr Murchison nous dit aussi que le milieu a bien plus d'importance sur le microbe, que le microbe n'en a sur le milieu où il se trouve.

Il en résulte que le parasite peut être agent de transmission pour l'élément virulent du milieu d'où il a été extrait, et nullement agent pathogène.

L'on peut remarquer, par hasard, un excrément au coin d'une borne, envahi par des myriades de parasites; il ne viendra certes pas à l'idée du passant, d'accuser de cette infraction aux lois de l'hygiène et de la propreté..... le parasite lui-même.

Au point de vue pathogénique, la doctrine de la spécificité des principes morbides procède tout autrement : ce qu'elle considère tout d'abord, c'est leur *multiplicité*; aussi lorsque le praticien aura constaté une pneumonie, c'est-à-dire la lésion matérielle du poumon résultant de son inflammation, il ne devra pas considérer son œuvre diagnostique comme accomplie; c'est le moment, au contraire, où sa sagacité investigatrice devra être le plus en éveil : discerner, dans cette multiplicité d'élements morbides, quel est celui qui en évoluant ou en se fixant sur l'organe en détermine l'inflammation : c'est une voie dans laquelle ne nous a pas engagé notre école organicienne de Paris; et, à défaut d'affirmation classique, notre science possède assez de documents isolés pour nous guider dans cette nouvelle voie.

Ainsi nous avons le mémoire du Dr Bonnemaison de Toulouse, sur les pneumonies malignes; il résulte de ce travail que la malignité ressortissait à l'érysipèle, né sous l'influence d'une constitution médicale spéciale; caractère infectieux inhérent au principe morbide lui-même, puisqu'il sévissait avec autant de rigueur dans les salles de chirurgie que dans celles de médecine.

Je n'ai à noter ici que la constatation du principe morbide *érysipèle au poumon*, et sa malignité inhérent à ce principe morbide lui-même, et non pas à l'organe qui le supporte.

C'est à la constitution médicale régnante que le Dr Bonnemaison attribue la pathogénie du principe morbide qu'il observe; à l'exemple de Sydenham, nous devons puiser à cette même source pour arriver à la détermination du principe morbide qui aura pu se former spontanément sous son influence.

C'est toujours cette idée pathogénique qui m'a guidé dans l'étude de cette brochure au sujet de l'herpès; et si l'observation m'a démontré l'influence d'un refroidissement spécial sur la production spontanée de l'herpès, j'ai pu déterminer la proportion des pneumonies *a frigore*, par celles qui sont la conséquence de ce principe morbide au poumon.

Aussi, quant le professeur G. Sée, interpellant son collègue de la Charité, lui demande comment. « si le refroidissement « est la cause de la pneumonie, on expliquera que dans les « trois quarts des cas, la maladie puisse se produire sans l'in- « tervention de cette cause »: je suis plus à même de répondre à la question de G. Sée que le professeur Hardy; *l'unicité* de sa doctrine organicienne ne lui permet pas plus de répondre. que *l'unicité* de la doctrine parasitaire ne permet au professeur de l'Hôtel-Dieu de comprendre la *multiplicité* dans les éléments morbides qui évoluent au poumon. Or, la multiplicité dans ces principes morbides, comporte la multiplicité dans leur pathogénie ; et adoptant parfaitement la proportion qu'il indique, je lui répondrai que dans les trois quarts des principes morbides qui constituent les pneumonies je n'ai, pas plus que lui, le moyen d'en déterminer la pathogénie, mais que dans ce dernier quart où il accorde un refroidissement, il se trouve précisément pathogénique du principe morbide herpès ; et que dans une proportion pareille cet élément morbide évoluant au poumon vaut bien la peine qu'on le reconnaisse.

Dans la nomenclature de cette multiplicité d'éléments morbides au poumon, G. Sée s mentionne lui-même la diphthérie, la coqueluche, la rougeole, la grippe : ajoutons-y *les diverses espèces de pneumonie* si justement admises par Lépine, dans son article *pneumonie* du grand dictionnaire de Jaccoud : la pneumonie périodique, rhumatismale, la pneumo-typhoïde, la pneumonie érysipélateuse, la pneumonie miasmatique, et nous serons en face de pneumonies multiples, bien incapables de reconnaître une seule et même origine parasitaire ; du reste Lépine considère, à juste titre, cette voie qu'il n'a pas voulu poursuivre, comme la plus logique ; il laisse à chacun le soin d'y cheminer à son gré, et dans la mesure où l'y invitent ses convictions médicales.

Malgré cette multiplicité *d'affections les plus opposées par leur nature*, pouvant produire *des altérations semblables au poumon* (Gübler) : G. Sée en appelle à la pathologie expérimentale, pour la démonstration de sa doctrine parasitaire de la pneumonie.

Il défie, d'abord, les partisans de la doctrine unitaire organicienne, de reproduire la pneumonie par les agents d'irritation ou d'inflammation ; tandis que lui, avec son microbe isolé, cultivé et inoculé directement au poumon, il obtiendra l'altération caractéristique de l'organe : hépatisé, friable sous le doigt, plongeant au fond d'un vase d'eau !... C'est un fait matériel incontestable ; mais cette altération d'anatomie pathologique est commune à toutes ces pneumonies multiples que je viens d'énumérer ; en quoi son unique microbe peut-il nous éclairer sur la spécificité morbide de ces multiples pneumonies ? D'où sort-il ? D'une pneumonie... Mais laquelle Est-ce d'un érysipèle au poumon ? Mais alors nous devons en avoir la caractéristique par le diplococcus de Cornil ; et dans ce cas, trois facteurs sont nécessaires à sa démonstration : 1° l'érysipèle, spécificité morbide ; 2° l'organe, peau ou poumon, sur lequel il a son lieu d'élection ; et 3° le diplococcus qui le caractérise. Dans la démonstration de G. Sée, il ne nous en est présenté que deux : 1° l'organe poumon, et 2° le parasite.

Je ne puis conclure de l'expérience de G. Sée que ceci : qu'il a provoqué une inflammation pulmonaire, au moyen d'un agent *infect*, mais non spécifié, transmis par inoculation directe au poumon. Et, comme conséquence a en déduire : ou que l'expérience n'est pas sérieuse, ou que la nouvelle science micrographique n'a pas de raison d'être, dans l'étude des pneumonies.

Je ne puis mieux terminer ces considérations générales sur la pathogénie comparative des pneumonies, qu'en citant l'opinion du Dr Brouardel, relevée dans son rapport au ministre du commerce, au sujet de ceux qui *encombrent la science de conceptions mal venues, et qui y mettent un engouement, dont il faut se méfier, plus encore que de la résistance d'autres.* Ce n'est certes pas moi qui offrirai la moindre résistance à la démonstration parasitaire des multiples principes morbides qui occasionnent nos pneumonies, et si je considère la conception de l'unicité comme *mal venue,* celle de la multiplicité serait, au contraire la très bien venue.

En fait de *symptomatologie*, G. Sée nous dit : « La fièvre reste inamovible pendant six à neuf jours, poursuit invariablement un cycle régulier, *comme dans les maladies parasitaires.* »

Je dois avouer que ce dernier membre de phrase bouleverse, chez moi, la notion clinique la plus élémentaire du parasite ; il n'a et ne peut avoir de cycle régulier à parcourir ; l'acare, le poux, le pédiculus pubis ont une vitalité que nous ne pouvons détruire que par des moyens propres à cet usage, et appliqués à volonté. Le parasite microbe de la pneumonie de G. Sée aurait donc une vitalité bornée au cycle fébrile de six à neuf jours, exactement le même temps nécessité pour l'élimination du principe morbide? C'est avouer que ce microbe n'exerce pas la moindre influence sur l'action de la maladie.

La *thérapeutique* des pneumonies spécifiques nous permet encore de tirer quelques inductions favorables à la doctrine de la spécificité ; ainsi, l'expectation est encore le traitement le plus généralement adopté et pratiqué ; vous en induirez bien que ce *modus faciendi* fait peu de cas des micrococci du professeur de l'Hôtel-Dieu, et ne redoute guère leur multiplication. Et cependant, le résultat à constater est bien le même, puisque G. Sée, malgré sa thérapeutique microbicide, j'imagine, nous dit que la fièvre poursuit *invariablement un cycle régulier*.

Dans ces spécificités pouvant affecter le poumon, il en est une, paludéenne, qui sera littéralement jugulée par la médication quinique; la promptitude relative du succès sur cet élément morbide nous présente quelque analogie avec le succès du soufre dans le traitement de la gale.

Voici une bonne occasion pour la doctrine parasitaire de nous démontrer sa valeur; j'ai lu, l'année dernière, dans le *Bulletin de thérapeutique*, un article d'un professeur de la Faculté de Montpellier qui nous dévoilait le secret du succès de certains médicaments, par leur action parasiticide; et le sulfate de quinine occupait une place importante dans la nomenclature de cette médication. Donc, étant donné que la pneumonie palustre se guérit sûrement et promptement par la quinine; d'autre part, que la pneumonie est parasitaire, et que c'est un seul et même micrococcus qui est pathogène, il s'ensuivra logiquement que le sulfate de quinine jugulera toutes les pneumonies.

Que MM. les parasitaires essaient les premiers cette thérapeutique microbicide, et nous serons bien obligés de courber la tête devant leurs succès.

En attendant, la doctrine parasitaire appliquée à la pneumonie me semble incapable de satisfaire la Clinique, ni sous le rapport pathogénique, symptomatique, ni sous le rapport de la marche, de l'évolution, ni sous le rapport thérapeutique.

Le professeur Peter, à la leçon d'ouverture de son cours, nous dit que : c'est bien une gloire de la médecine d'avoir pu distinguer dans les manifestations les plus dissemblables l'expression symptomatique d'une maladie générale. La médecine peut bien poursuivre sa glorieuse mission, en distinguant, dans des manifestations semblables, l'expression d'une multiplicité de causes spécifiques. C'est exactement la formule de Gübler.

C'est le cas de la pneumonie, et la phlegmasie du poumon n'est que l'expression des éléments morbides qui peuvent y évoluer.

En résumé, le professeur de la Charité enseigne que la pneumonie est le type des phlegmasies locales franches; le professeur de l'Hôtel-Dieu, que c'est une maladie locale parasitaire; et demain, lorsque l'agrégé Ch. Fernet occupera une chaire, il enseignera que c'est un zona du poumon.

Ma *conclusion* est toute différente : il n'y a pas de *pneumonies franches, fibrineuses, légitimes, essentielles*, dans le sens d'une classification nosologique; ce qui nous a été désigné sous ce nom est une *maladie générale* éruptive ou diathésique, qui résultera de la formation spontanée ou de la transmission d'un des multiples principes morbides, que l'observation clinique nous a très nettement spécifiés et qui évolueront au poumon.

Ces expressions de franches, légitimes, etc., ne font que voiler notre ignorance à l'endroit du principe morbide.

Une pneumonie étant donnée, le progrès scientifique exige que nous fassions précéder ou suivre la désignation de l'organe, poumon, par le nom du principe morbide, cause de la phlegmasie : Érysipèle au poumon ou pneumonie érysipélateuse, etc. : et à l'expression solitaire de pneumonie, c'est avec la plus légitime conviction que je répondrai *laquelle?* C'est mon *delenda Carthago.*

J'ai apporté ma contribution à définir l'espèce nosologique qui peut déterminer une pneumonie, par l'étude de l'herpès, et démontré que ce principe morbide est bien un de ceux qui, évoluant au poumon, y provoquent une de ces pneumonies comprises avant, sous le nom peu scientifique de franches, légitimes. Pour moi, l'herpès n'est plus à discuter, et sa classification dans le cadre des éléments morbides spécifiques est à *professer.*

Toutes les observations de pneumonies que j'ai présentées à notre Société de médecine de Gannat depuis vingt-cinq ans, se rapportaient *toutes* aux principes morbides qui les avaient occasionnées, et les Grisolle, Straus, Lépine et autres, nous ont également fourni assez de preuves à l'appui de la thèse que je soutiens : et si, dans toutes nos observations, nous ne pouvons conclure à une certitude, dans la recherche de l'élément nosologique, du moins pourrons-nous admettre, dans quelques-unes, la *probabilité*, qui, nous dit Lasègne, est en médecine *un des modes admissibles du savoir* ; ce qui constitue effectivement un progrès réel, en face d'une abstention systématique.

En définitive, je me trouve dans la position de ce modeste passant de Voltaire devant un groupe fanatisé (cité par l'auteur anonyme : le choléra n'est ni transmissible ni contagieux) et je pose la question : mais votre pneumonie existe-t-elle ? Ce qui me réservera, sans doute, le même sort d'être lapidé, assassiné ; puis l'on reprendra, comme de coutume, la bataille de la pneumonie organicienne, de la fièvre à localisation pulmonaire, de la pneumonie spécifique parasitaire, du zona du poumon, etc., etc.

Pour conjurer ce sort fatal, je ne vois rien de mieux que de me placer sous la protection du lecteur.

www.ingramcontent.com/pod-product-compliance
Lightning Source LLC
LaVergne TN
LVHW050506160826
845677LV00003B/978